Jobin Jose
Simi P. Thomas
Deepthi S.

Novas preparações oftálmicas à base de hidrogel

Jobin Jose
Simi P. Thomas
Deepthi S.

Novas preparações oftálmicas à base de hidrogel

ScienciaScripts

Imprint

Any brand names and product names mentioned in this book are subject to trademark, brand or patent protection and are trademarks or registered trademarks of their respective holders. The use of brand names, product names, common names, trade names, product descriptions etc. even without a particular marking in this work is in no way to be construed to mean that such names may be regarded as unrestricted in respect of trademark and brand protection legislation and could thus be used by anyone.

Cover image: www.ingimage.com

This book is a translation from the original published under ISBN 978-620-2-02603-1.

Publisher:
Sciencia Scripts
is a trademark of
Dodo Books Indian Ocean Ltd. and OmniScriptum S.R.L publishing group

120 High Road, East Finchley, London, N2 9ED, United Kingdom
Str. Armeneasca 28/1, office 1, Chisinau MD-2012, Republic of Moldova, Europe
Printed at: see last page
ISBN: 978-620-7-88934-1

Novas preparações oftálmicas à base de hidrogel

ÍNDICE

INTRODUÇÃO

A administração ocular de medicamentos tem sido um grande desafio para os cientistas no domínio farmacêutico. Nos últimos anos, tem-se registado um enorme aumento da investigação neste domínio [1]. A perda de fármaco e a fraca biodisponibilidade do fármaco são as principais desvantagens da administração ocular de fármacos. As formas de dosagem convencionais, como os colírios, sofrem deste tipo de desvantagens, pelo que, por vezes, não conseguem dar uma resposta terapêutica ao fármaco e requerem dosagens frequentes para obter uma boa resposta terapêutica [2]. Por conseguinte, o desenvolvimento da forma de dosagem para administrar o fármaco no local-alvo sem causar muita perda do fármaco ou sem provocar qualquer efeito secundário sistémico é uma tarefa difícil para o formulador nas indústrias farmacêuticas [3].

Os olhos são um dos órgãos sensoriais complexos, que ajudam as pessoas a conhecer a beleza do mundo. Os olhos são compostos por muitas partes, quaisquer defeitos nestas partes resultam em alterações na função ocular e causam algumas das doenças oculares mais comuns que afectam milhões de pessoas. Muitas delas podem resultar em perda de visão[4].

Muitas partes do olho podem estar contaminadas por microrganismos e vírus. A superfície exterior do olho adquire uma flora microbiana à nascença e alguma da flora comensal pode tornar-se residente na conjuntiva e nas pálpebras, com potencial para se tornar patogénica [5,6]. Os microrganismos provenientes do ambiente podem invadir os tecidos oculares. Podem causar problemas graves, como a formação de pus, hiperemia conjuntival, edema e até deficiências visuais [7].

A terapia ocular seria desenvolvida de forma significativa se o tempo de residência pré-corneal do fármaco pudesse ser aumentado. Por conseguinte, foram desenvolvidas várias novas formulações para uso oftálmico, não só para prolongar o tempo de contacto do fármaco, mas também para diminuir a eliminação dos fármacos[8].

A administração sustentada de fármacos no olho tem recebido uma atenção promissora nos últimos anos. Por conseguinte, hoje em dia, estes colírios oftálmicos foram substituídos por soluções poliméricas que têm propriedades como o facto de serem líquidas antes da instilação e de se transformarem em gel quando expostas à temperatura corporal, ao pH e à configuração iónica [9].

Atualmente, foram desenvolvidos vários hidrogéis para aumentar o tempo de contacto da formulação. Existem vários tipos de hidrogéis, como os hidrogéis activados pela temperatura, os hidrogéis activados pelo pH e os hidrogéis activados por iões. Estes hidrogéis *in situ* têm a capacidade de libertar os fármacos de forma sustentada, mantendo assim o fármaco constante no plasma[10].

Os hidrogéis *in situ* apresentam vantagens em relação às formas de dosagem convencionais, tais como: melhor adesão do doente, menor frequência de administração e processo de fabrico simples. Trata-se de um tipo de sistema de administração de fármacos mucoadesivo. Após a instilação no *fundo* do olho, esta forma líquida transforma-se em gel e tem a propriedade de inchar no local de absorção[11].

Estão a decorrer vários trabalhos de investigação sobre o hidrogel na formulação de géis termoendurecíveis utilizando poloxâmero, formulações sensíveis ao pH de carbopol e quitosano. São utilizadas várias combinações de polímeros na formulação de hidrogéis para melhorar a administração de medicamentos aos olhos [12]. Os investigadores demonstraram que a combinação de polímeros naturais e sintéticos proporciona uma melhor estabilidade da formulação, nomeadamente estabilidade mecânica e biológica [13].

Os polímeros utilizados no hidrogel libertam o fármaco ao degradarem-se e são finalmente absorvidos pelos tecidos do corpo. Para uma formulação mais aceitável e excelente da administração de fármacos, os polímeros biodegradáveis e solúveis em água são os mais utilizados [14].

De entre os três hidrogéis principais, o hidrogel ativado por temperatura apresenta uma estratégia promissora de gelificação, uma vez que as propriedades básicas podem ser facilmente ajustadas em função das necessidades terapêuticas e da via de administração [15].

Fisiologia normal do olho

Trata-se de um órgão muito sensível e frágil, de estrutura esférica. Através de vários ligamentos e músculos, os olhos são mantidos em posição na cavidade orbital. Este olho pode ser tipicamente dividido em dois segmentos: o segmento anterior e o segmento posterior [16].

A câmara anterior é constituída por humor aquoso, pupila, córnea, corpo íris-ciliar e lentes. Os tecidos dos segmentos posteriores são constituídos por esclerótica, coroide, epitélio pigmentar da retina (EPR), humor vítreo e retina neural. Existe uma camada protetora que cobre o globo ocular, denominada conjuntiva. Nesta conjuntiva, está presente uma fina camada de membrana mucosa [17].

Outro tecido importante que está presente no olho é a córnea. Trata-se de um tecido transparente, vascular e altamente inervado. Para o tratamento de infecções superficiais como o glaucoma, as infecções virais e a queratite, a córnea constitui uma barreira importante para o tratamento [18].

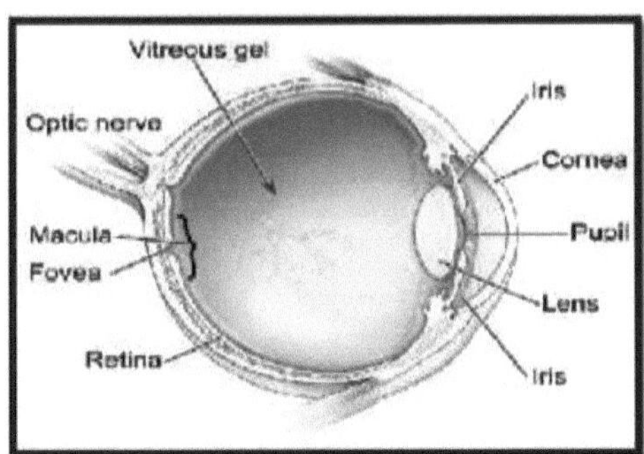

Fig. 1: Partes do olho

Nos seres humanos, o volume normal do líquido lacrimal é de 7µl. Trata-se de uma solução aquosa isotónica de cloreto de sódio e bicarbonato de pH 7,4, que ajuda na lavagem de corpos estranhos da conjuntiva [18]. A lisozima, que está presente no fluido lacrimal, reduz a contagem bacteriana no saco conjuntival através da sua atividade bactericida [18]. Nos seres humanos, aproximadamente 300µl de humor aquoso preenchem a câmara anterior do olho. Este humor aquoso é segregado pelos processos ciliares e flui para fora da câmara anterior a uma taxa de renovação de 1%/min [18].

Mecanismo de absorção de medicamentos

Quando um fármaco é instilado no olho, segue principalmente duas vias de penetração, primeiro pela córnea e depois pela penetração não-córnea. A penetração não corneana faz-se através da conjuntiva e da esclerótica. Esta penetração não corneana destina-se principalmente aos fármacos que são pouco absorvidos através da córnea [19].

• **Penetração na córnea**: O ponto de partida para a absorção/penetração de fármacos por via córnea é através do espaço pré-córnea [20]. Por conseguinte, a mistura de fármacos e o comportamento cinético da disposição do fármaco na lágrima desempenham um papel importante na absorção de fármacos no olho através da córnea [21]. A absorção de fármacos através da membrana da córnea é um processo difusional que depende da taxa e da extensão do transporte de fármacos através da membrana [22]. A absorção de fármacos através da membrana da córnea depende das propriedades físico-químicas das moléculas dos fármacos e também da interação com a membrana da córnea [23].

A camada primária para a absorção do fármaco é a córnea, que é constituída por epitélio, estroma e endotélio [24]. Em comparação com o epitélio do estroma, as camadas do endotélio são mais lipoidais por natureza, pelo que a absorção de fármacos através delas depende das suas propriedades físico-químicas, como a lipofilicidade, a solubilidade, o tamanho das partículas, etc. [25]. A camada epitelial é de natureza mais lipoidal, pelo que restringe a penetração de fármacos polares e iónicos [26].

- **Penetração não-corneana:** Aqui, a penetração dos fármacos ocorre através da conjuntiva e da esclerótica [27]. Esta penetração é geralmente conhecida como absorção não produtiva, em que os fármacos absorvidos são absorvidos pela circulação geral, o que não contribui para os níveis intra-oculares do fármaco [28]. Por conseguinte, a biodisponibilidade dos fármacos é melhorada através do aumento da penetração na córnea. A penetração dos fármacos através da esclerótica faz-se por difusão dos fármacos através do meio aquoso intercelular e a partição é um dos mecanismos importantes que ocorre aqui [29]. O epitélio conjuntival é relativamente menos resistente à absorção do fármaco do que o epitélio da córnea [30].

Razão para a fraca biodisponibilidade ocular dos medicamentos aplicados topicamente

Uma formulação como o colírio, que é aplicado no fundo *do saco ocular,* é uma das formas mais comuns de administração de medicamentos para o tratamento eficaz de doenças oculares[31]. Embora esta administração seja simples e pouco dispendiosa, apresenta uma das principais desvantagens, como a eliminação mais rápida e extensa do fármaco instilado do fluido lacrimal através da drenagem da solução, a absorção não-corneana pela conjuntiva e a lacrimação [32]. Estes processos causam alguns dos efeitos secundários e diminuem a biodisponibilidade dos medicamentos [33]. A drenagem da solução no *fundo de saco* deve-se ao excesso de volume da formulação instilada. Normalmente, *o fundo de saco* pode acomodar um volume de cerca de 7-10µl [34].

• **Sistema de drenagem nasolacrimal**: Trata-se de um canal para a drenagem da lágrima do olho externo para a cavidade nasal. Este sistema é constituído principalmente por 3 partes: o sistema secretor, o sistema distributivo e o sistema excretor [35]. Como o nome sugere, o sistema secretor é constituído por secretores que são estimulados por processos como o pestanejar e a mudança de temperatura [36]. Os secretores têm um suprimento nervoso parassimpático que segrega em resposta a estímulos emocionais e físicos [37]. O sistema distributivo compreende as pálpebras e o menisco lacrimal que está presente à volta dos bordos da pálpebra do olho aberto. Isto irá espalhar as lágrimas pela superfície ocular através da ação de pestanejar, evitando assim que a área fique seca [38].

Outro sistema é o sistema excretor que consiste em;
• Punctas lacrimais: punctas superior e inferior.
• Canalículos: canalículo superior e canalículo inferior
• Canalículos comuns
• Saco lacrimal
• Ducto nasolacrimal
-

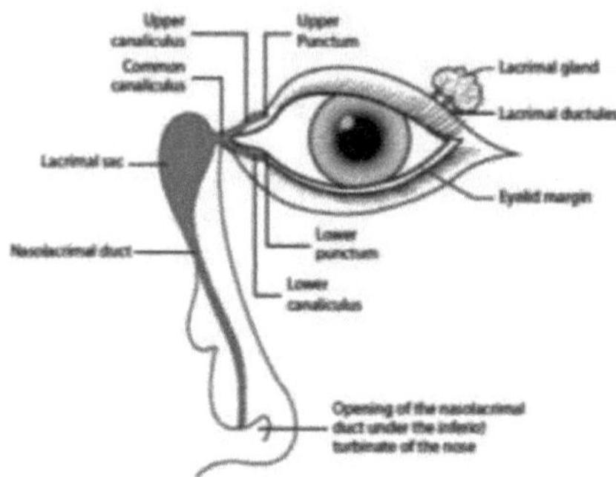

Fig. 2: O sistema de drenagem nasolacrimal

Os punctos são aberturas com cerca de 0,3 mm de diâmetro, localizadas a meio das margens das pálpebras superior e inferior. O punctum é geralmente de natureza avascular e, em comparação com outros tecidos vizinhos, tem um aspeto pálido[39]. As lágrimas que estão presentes no cantal medial passam para os canalículos entrando no punctum.

Os canalículos são constituídos por epitélio escamoso estratificado, não queratinizado, que é circundado por tecido elástico. Existe uma pequena válvula chamada válvula de Rosenmuller que actua como uma junção para a entrada dos canalículos comuns no saco lacrimal[40].

A principal função desta válvula é impedir o refluxo de líquido do saco para os canalículos.

O saco lacrimal é um tecido especializado que é constituído por epitélio de dupla camada. O saco lacrimal é constituído por um fundo e um corpo, em que o fundo tem cerca de 3-5 mm de comprimento que se estende superiormente e o corpo tem cerca de 10 mm de comprimento inferior que se abre no canal nasolacrimal[41].

Barreiras que restringem a permeação de fármacos através do olho

a.   **Lágrimas:** As lágrimas são o líquido normal segregado pela glândula lacrimal que mantém o equilíbrio da composição do olho e humedece os olhos. Contém substâncias biologicamente activas como electrólitos, mucina e outras substâncias. É segregado cerca de 1 grama de lágrimas por dia, o que diminui com a idade[42]. Esta é uma das barreiras pré-corneanas que tem a capacidade de reduzir a concentração do fármaco administrado devido à depuração acelerada, à diluição pelo turnover lacrimal e à ligação dos fármacos às proteínas lacrimais[16].

b.   **Córnea:** Trata-se de um tecido conjuntivo avascular que actua como barreira primária para a permeação dos fármacos no olho. A espessura desta barreira é de cerca de 0,5 mm e aumenta em direção à periferia[43]. Esta barreira é constituída principalmente por 3 camadas: epitélio, estroma e endotélio. Contém também 2 interfaces como a membrana de Bowman e a membrana de Descemet[44]. O epitélio é a primeira camada mais externa, constituída por uma camada escamosa estratificada e não queratinizante. Esta camada é coberta pela película lacrimal, que é importante para o alisamento da superfície epitelial[45]. O epitélio da córnea é relativamente lipofílico por natureza e, se o epitélio for mantido apertado, impede a penetração dos fármacos através desta junção apertada[46]. O estroma é outra camada que compreende quase 80-85 % da espessura total. É constituído por fibras de colagénio que estão dispostas como uma camada paralela denominada fibrilas, o que ajuda a manter a transparência. Esta barreira restringe a entrada ou a penetração de fármacos lipofílicos. O endotélio da córnea ajuda a manter a transparência[47]. Aparece como uma estrutura em forma de favo de mel quando é visto do lado posterior. Esta membrana ajuda no transporte de moléculas de soluto e fluido através da superfície posterior da córnea, mantendo assim a córnea num estado desidratado, o que é útil para a transparência ótica[48]. Por conseguinte, cada camada da córnea apresenta uma polaridade diferente e um passo limitador da taxa de permeação do fármaco[17].

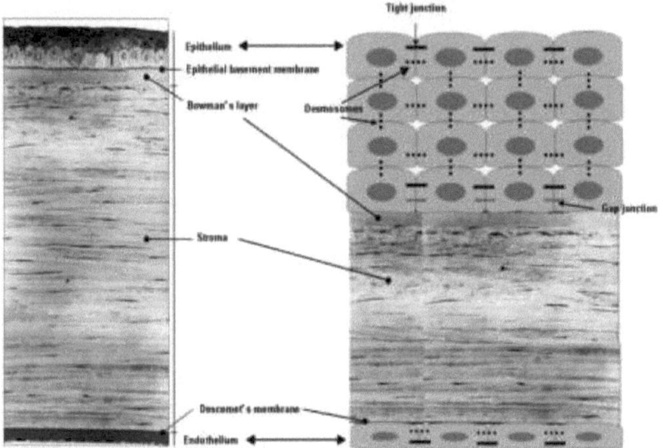

Fig. 3: Estrutura da córnea e sua organização celular de várias barreiras limitadoras de transporte

c. Conjuntiva: A conjuntiva alinha-se no interior da pálpebra e a sua membrana transparente ajuda a manter a película lacrimal. É um dos tecidos do olho que possui um elevado número de capilares e tecidos linfáticos[49]. Por conseguinte, o medicamento aplicado no espaço conjuntival é rapidamente drenado através do sangue e da linfa. A conjuntiva é constituída por epitélio escamoso estratificado não queratinizado[50]. Em comparação com outras camadas, esta camada não é constituída por junções estanques, pelo que o fármaco pode chegar rapidamente à circulação sanguínea através de vários mecanismos como a pinocitose e o transporte paracelular[18].

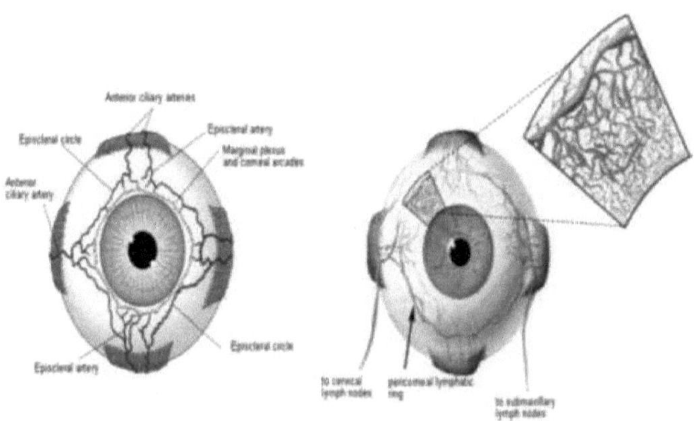

Fig.4: Representações esquemáticas dos vasos sanguíneos subconjuntivais ou episclerais e da rede linfática

d. **Esclera:** A parte branca do olho é designada por esclerótica. É constituída por fibras de colagénio e proteoglicanos embebidos numa matriz extracelular. Esta camada é espessa perto do limbo (0,53 ± 0,14 mm) e fina no equador (0,39 ± 0,17 mm) e torna-se muito mais espessa perto do nervo ótico (0,9 -1 mm). Por conseguinte, o local ideal para a administração de fármacos é próximo do equador, uma vez que é mais fino do que os outros locais. Os fármacos lipofílicos têm uma penetração fraca através desta barreira. Os fármacos hidrofílicos podem passar facilmente através dos poros entre a matriz da fibra [19].

e. **Retina:** É um tecido sensível à luz no interior do olho. Cobre toda a parte posterior do olho, com exceção da zona do nervo ótico. O poder de resolução mais elevado do olho encontra-se no centro da retina, que é designado por mácula[51]. A fóvea é o centro da mácula. Os fármacos desta barreira são eliminados por duas vias, a anterior e a posterior. A principal via de eliminação do fármaco é a via anterior, porque o fármaco difunde-se através do humor vítreo para a câmara posterior e, assim, é eliminado através da renovação da lágrima e do fluxo sanguíneo uveal[52]. A eliminação pela câmara posterior implica a permeação dos fármacos através da retina. Esta é constituída por várias camadas, como a membrana limitante interna, que se encontra entre a retina e o corpo vítreo[53]. Os fármacos com peso molecular superior a 100 kDa não conseguem atravessar esta barreira. Outra camada importante é o epitélio pigmentar da retina (EPR), onde os fármacos presentes no fluido sub-retiniano podem ser absorvidos pelos vasos sanguíneos sensoriais da retina ou transportados através do EPR, onde são absorvidos pelos vasos da coroide e atravessam a esclerótica[54]. O transporte de fármacos através do epitélio pigmentar efectua-se por mecanismos transcelulares ou paracelulares [20].

f.   Membrana de Bruch: É a camada mais interna da coroide. Trata-se de uma membrana de suporte da coroide. Esta membrana é constituída por 5 camadas, nomeadamente

*   Membrana basal do EPR (epitélio pigmentar da retina)
*   Zona colagénica interna
*   Banda central de fibras elásticas
*   Zona colagénica exterior
*   Membrana basal dos capilares

Esta membrana de Bruch é um tipo de tecido que se torna mais espesso à medida que a idade aumenta[55]. Esta membrana ajuda no transporte de metabolitos do fotorreceptor para a membrana coroide.

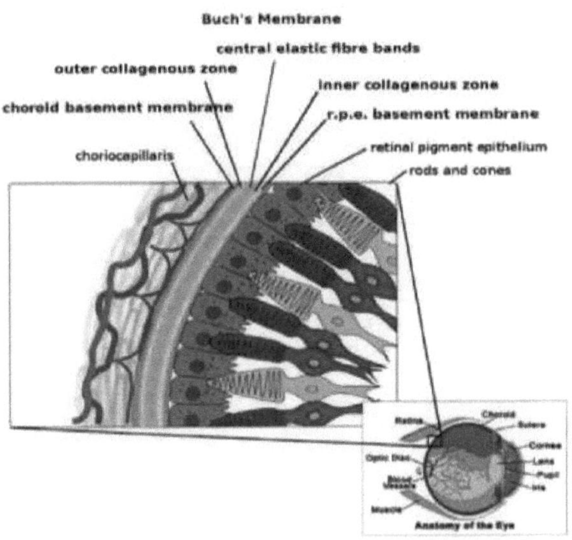

Fig 5: Estrutura da membrana de bruch.

g) Barreiras hemato-retinianas (BRB): Os sistemas de barreira são a estrutura tecidular especializada que separa a parte interior do olho do sangue. Estas barreiras sangue-retina são constituídas por componentes internos e externos[56]. A BRB interna é formada por uma junção estreita entre as células endoteliais vizinhas da retina. Por conseguinte, estas células endoteliais contínuas actuam como estrutura principal do BRB interno[57]. Esta camada endotelial assenta na lâmina basal, que é constituída por astrócitos, células de Muller e pericitos. As células de Muller ajudam a manter a atividade neuronal e, por conseguinte, o funcionamento adequado do BRB interno em condições normais dos olhos. No caso de doenças como a diabetes, que causa problemas na função das células de Muller[58]. Os astrócitos estão próximos dos vasos capilares da retina. Começam no nervo ótico e migram para a camada de fibras nervosas. Estes astrócitos ajudam a manter a integridade do BRB interno.

O BRB exterior forma a junção estreita entre o EPR (epitélio pigmentar da retina) vizinho. Consiste numa única camada de células epiteliais pigmentares da retina, que forma a junção estreita ao unir os ápices das células epiteliais[59]. Este EPR assenta na membrana de Bruch.

Tanto as células internas como as externas do BRB desempenham um papel importante no movimento de metabolitos e fluidos entre os vasos sanguíneos vasculares oculares e os tecidos da retina[60]. Também impede a fuga de macromoléculas nocivas e outras macromoléculas da retina. Deste modo, desempenha um papel fundamental na manutenção do microambiente da retina[61]

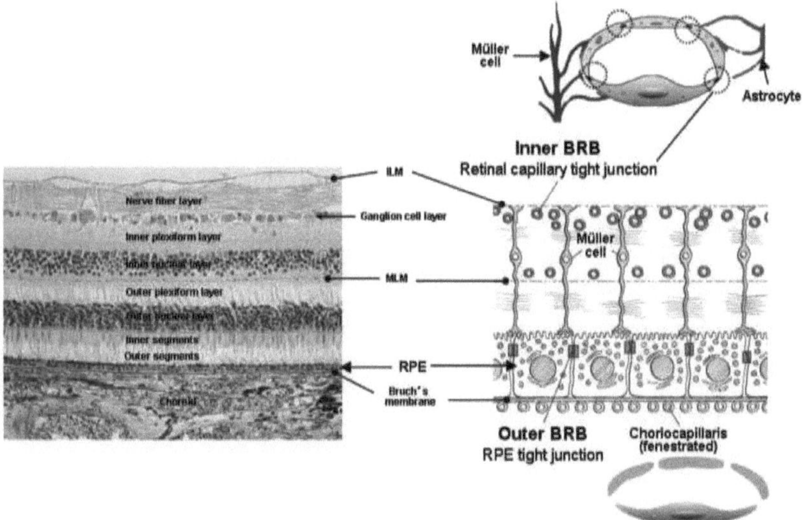

Fig. 6: Diagrama esquemático da barreira hemato-retiniana e da parede capilar na retina e na coroide.

Tanto os BRB internos como os externos formam uma junção estanque que impede os movimentos paracelulares de moléculas e fluidos entre a retina e o sangue[21].

Conjuntivite

A conjuntiva é a camada mais externa da parte branca do olho e da superfície interna da pálpebra, que é uma membrana fina e translúcida por natureza[62]. Por conseguinte, a conjuntivite é uma infeção ou inflamação da conjuntiva[63]. Caracteriza-se normalmente por ardor, dor, coceira, dilatação dos vasos sanguíneos da conjuntiva, o que provoca edema e hiperemia. O olho infetado torna-se cor-de-rosa ou avermelhado devido à inflamação, pelo que é designado por "olho cor-de-rosa". Trata-se de uma doença muito comum em todo o mundo. Nos EUA, cerca de 3-6 milhões de pessoas estão infectadas com conjuntivite. A prevalência da conjuntivite depende principalmente da idade do doente e da estação do ano[64].

Normalmente, a conjuntivite é classificada em dois tipos: doenças infecciosas e não infecciosas. As bactérias e os vírus são a causa mais comum da conjuntivite infecciosa. Já as conjuntivites não infecciosas são causadas por agentes causadores alérgicos[22].

A conjuntivite pode ser dividida principalmente em 5 tipos:

1. Conjuntivite alérgica
2. Conjuntivite bacteriana
3. Conjuntivite viral
4. Conjuntivite neonatal
5. Conjuntivite química

Conjuntivite alérgica

Como o nome indica, é um tipo de doença inflamatória associada a alergénios comuns, como o pelo dos animais, o pólen e outros alergénios ambientais. Esta doença também é comum nos EUA, onde quase 50% da população sofre de conjuntivite alérgica. Os sintomas mais comuns da conjuntivite alérgica são a vermelhidão, a comichão, o aumento do fluxo lacrimal e, por vezes, a dor[65]. Esta situação é mais frequente nas pessoas que normalmente apresentam sinais de doenças alérgicas, como a asma, o eczema e a febre dos fenos. Existem principalmente dois tipos de conjuntivite alérgica: a conjuntivite alérgica aguda e a conjuntivite alérgica crónica. A conjuntivite aguda é normalmente uma doença alérgica do olho de curta duração com inchaço súbito, comichão e dor, enquanto a conjuntivite crónica se deve ao pó ou ao pólen e pode ocorrer durante todo o ano. A conjuntivite crónica pode, por vezes, ser grave [23].

Conjuntivite bacteriana:

A conjuntivite bacteriana é uma infeção causada por microorganismos que envolve a membrana mucosa da superfície do olho. Esta doença é mais frequente nas crianças. Os sintomas normais da conjuntivite bacteriana são o inchaço da pálpebra, a vermelhidão rápida da conjuntiva e a descarga de lágrimas contendo pus. Normalmente, os sintomas aparecem num olho e depois podem espalhar-se para o outro olho nos 2-5 dias seguintes à infeção. Esta conjuntivite bacteriana em adultos ocorre normalmente devido a bactérias pirogénicas como as espécies de *Staphylococcus*. *O H influenza* e o *S pneumoniae* são as causas mais comuns nas crianças[66].

A conjuntivite associada à bactéria resulta na formação de membranas chamadas psedomembranas que cobrem a conjuntiva. Esta membrana é constituída por células inflamatórias e exsudados. A conjuntivite bacteriana hiperaguda está associada a uma descarga grave de pus do olho, juntamente com dor, o que acaba por provocar uma diminuição da visão. A conjuntivite crónica é uma condição de inflamação que normalmente dura mais de 3-4 semanas.

Conjuntivite viral

Este é também um tipo de conjuntivite associada à inflamação e vermelhidão do olho. O adenovírus é uma causa comum de conjuntivite nos adultos. Mais de 60% da conjuntivite viral deve-se ao adenovírus. Outros tipos de vírus que normalmente causam conjuntivite alérgica são o vírus Herpes simplex (HSV), o poxvírus e o vírus varicela-zoster (VZV).

Tipos de conjuntivite viral:

(1) Faringoconjuntivite: Neste tipo de conjuntivite, a febre é comum nas crianças, juntamente com uma ligeira dor de garganta. Esta situação pode resolver-se em poucos dias sem tratamento[66].

(2) A conjuntivite epidémica do querato (EKC), também conhecida como conjuntivite adenoviral clássica. Este tipo de conjuntivite é frequente nas crianças e nos adultos com conjuntivite folicular e hemorrágica[67]. Normalmente, começa num olho e espalha-se para o outro olho em poucos dias. Os sintomas associados a esta conjuntivite são bastante graves em comparação com a febre faringoconjuntival[68].

Conjuntivite neonatal

A conjuntivite neonatal é também conhecida como oftalmia neonatorum. Tal como o nome sugere, trata-se de um tipo de conjuntivite que afecta os recém-nascidos durante os primeiros meses de vida. Os sintomas comuns desta conjuntivite são o eritema e o edema das pálpebras. Os sintomas muito comuns são o corrimento purulento do olho[69]. A causa comum da conjuntivite neonatal é devida a bactérias, microrganismos como o *Staphylococcus aureus* e também os vírus do herpes. O agente patogénico que causa a conjuntivite no recém-nascido deve-se normalmente ao canal de parto infetado da mãe e também ao uso de antibióticos e ao uso profilático da solução de nitrato de prata, que é utilizada para a prevenção da oftalmia causada por espécies gonocócicas[70]. *O gonococo* é a segunda maior causa de conjuntivite em recém-nascidos, sendo mais virulento e podendo causar perda de visão durante o primeiro ano de vida dos recém-nascidos[24].

Conjuntivite química

É também conhecida como conjuntivite química. Torna-se grave se não for tratada. É normalmente observada em pessoas com idades compreendidas entre os 20 e os 40 anos. É comummente observada em pessoas que trabalham em indústrias, fábricas de máquinas, na agricultura e em trabalhadores da construção civil[71]. Aqui, as pessoas estão expostas a substâncias ácidas e alcalinas que entram no olho e causam danos oculares. Neste caso, as queimaduras por substâncias alcalinas são mais frequentes do que as lesões por substâncias ácidas. Neste caso, a queimadura ácida ocorre devido à precipitação das proteínas dos tecidos do olho, porque os ácidos têm um pH inferior ao pH normal do olho. Isto resulta num aumento da pressão intraocular (PIO) e também em danos no corpo ciliar. As substâncias alcalinas são lipofílicas por natureza, pelo que penetram mais rapidamente no olho do que as substâncias ácidas. Esta penetração alcalina resulta em ulceração do olho, alterações do pH e a síntese de colagénio é afetada. Os sintomas comuns da conjuntivite química são vermelhidão e olhos lacrimejantes [25].

Patil S et al. prepararam um gel oftálmico *in situ* de Norfloxacina para o tratamento da conjuntivite, utilizando polímeros como o carbopol-940, HPMC-E50LV, HPMC E4M e HPMC K4M. As formulações preparadas foram avaliadas quanto ao pH, clareza, aspeto visual, teor de fármaco, temperatura de gelificação e libertação *in vitro*. O gel formulado apresentou um comportamento pseudoplástico e o teor de fármaco de todas as formulações optimizadas foi de 99,97%. Por fim, concluíram que o gel formulado aumenta o tempo de contacto, proporcionando uma ação de libertação sustentada do fármaco durante um período de 8 horas [26].

Para tratar estes tipos de doenças oculares comuns, foram introduzidos vários tipos de preparações oftálmicas, como gotas para os olhos, pomadas para os olhos, etc., mas a administração de medicamentos no olho é um trabalho arriscado devido à sua estrutura complexa para absorção nos tecidos profundos.

Sistemas oculares de administração de medicamentos

A administração de fármacos no olho é uma das tarefas mais difíceis para os investigadores no domínio farmacêutico devido à sua estrutura anatómica complexa. Um dos principais objectivos da administração de medicamentos é manter uma concentração eficaz do medicamento no local de administração.

Vários tipos de preparações oftálmicas como:

1.   Líquidos - Soluções, Suspensões.
2.   Sólidos - Inserções oculares, Protectores da córnea.
3.   Implantes intra-oculares
4.   Semi-sólidos - Pomadas.

Líquidos: Soluções ou Suspensões

Trata-se de um tipo de forma de dosagem muito importante e adequado para o tratamento de doenças oculares. Neste tipo de formas de dosagem, a absorção do medicamento é mais rápida do que noutras formas de dosagem. Estas são o tipo de formas de dosagem utilizadas para produzir uma ação terapêutica imediata, segura e eficaz em comparação com todas as outras preparações oftálmicas. Esta formulação é útil para os medicamentos activos na superfície ocular e para os medicamentos com capacidade de penetrar na córnea ou na conjuntiva. Embora estas preparações sejam mais eficazes no tratamento de doenças oculares, também sofrem de algumas desvantagens, como a fraca biodisponibilidade, uma vez que, no estado de solução, têm a capacidade de drenar do *fundo de saco* do olho[72]. Alguns dos efeitos secundários sistémicos indesejados podem ocorrer devido à entrada de fármacos da superfície ocular no ducto lacrimal. A drenagem da solução, a lacrimação e a absorção não produtiva pela conjuntiva são as principais razões para a eliminação mais rápida e generalizada do fármaco do fluido lacrimal pré-corneano. O volume normal de solução que o olho pode conter é de 7-10 µl, ao passo que o volume administrado topicamente é de 20-50 µl, o que pode causar a drenagem da solução administrada topicamente[27,28].

Sólidos: Inserções oculares

Os insertos oculares sólidos são utilizados com base no conceito de libertação sustentada. Os insertos oculares são utilizados para ultrapassar os inconvenientes das soluções e suspensões convencionais, como a drenagem dos fármacos. Este é um tipo de formulação que produz uma libertação sustentada, controlada e contínua do fármaco nos olhos. Este tipo de formulação aumenta a administração de fármacos ao prolongar o tempo de contacto entre a formulação e os tecidos oculares, a fim de proporcionar um tratamento eficaz das doenças oculares. Os insertos oculares têm algumas vantagens em comparação com a solução, como a manutenção da concentração efectiva do fármaco no local visado, minimizando assim o número de aplicações das formas de dosagem [29].

Franca RJ et al. desenvolveram inserções oftálmicas de libertação sustentada de bimatoprost, utilizando quitosano como polímero pelo método de moldagem por solvente. Foram efectuados vários estudos de avaliação como o IV, o teor de fármaco, a DSC e a libertação de fármaco *in vitro*. A eficácia terapêutica dos insertos foi avaliada através da inserção em ratos wistar glaucomatosos. Os resultados mostraram que os insertos reduziram a PIO durante 4 semanas após uma aplicação, enquanto a PIO permaneceu significativamente elevada nos grupos placebo e não tratados. Não se verificou qualquer interação química entre o material polimérico e os insertos e a libertação sustentada do fármaco durante 8 horas [30].

Lentes de contacto

Trata-se de uma rede polimérica hidrofílica e hidrofóbica tridimensional cruzada que tem a capacidade de reter água e solução aquosa[73]. Isto é principalmente útil para a administração de fármacos solúveis em água, em que as lentes de contacto são embebidas na solução de fármaco solúvel em água quando estas lentes de contacto saturadas de fármaco são colocadas no olho, libertando o fármaco durante um período prolongado. O potencial de libertação de fármaco deste tipo de inserções é rápido no início e depois diminui à medida que o tempo aumenta.

As lentes de contacto de hidrogel para esparfloxacina e diclofenac de sódio foram formuladas e avaliadas por Chethana SR et al. para o tratamento de infecções oculares. Neste trabalho, adicionaram um monómero que aumenta a interação entre o fármaco e o hidrogel, pelo que os fármacos demoram mais tempo a difundir-se da membrana do hidrogel. Em seguida, as formulações preparadas foram avaliadas em relação a vários parâmetros, como o teor de água, a espessura do centro, a libertação do fármaco *in vitro* e os estudos de estabilidade. A partir dos estudos *in vitro*, concluiu-se que a libertação do fármaco das lentes de contacto depende da concentração de 4-polivinilpiridina[31].

Proteção da córnea

Estes protectores da córnea são preparados a partir de colagénio suíno ou bovino. Atualmente, estão disponíveis basicamente três tipos diferentes de escudos de colagénio com diferentes tempos de dissolução, como 12, 24 e 72 h. Estes escudos para a córnea são fabricados com tecido de pele de vitelo fetal e desenvolvidos como ligaduras para a córnea. Estes protectores da córnea são amolecidos pelo fluido lacrimal quando são colocados nos olhos. A caraterística ideal do escudo de colagénio é a sua capacidade biodegradável e de absorção, que foi considerada para o desenvolvimento de escudos de colagénio como sistemas de administração de medicamentos. Tal como as lentes de contacto, também é útil para os fármacos solúveis em água e fica saturado quando o escudo de colagénio é embebido na solução de fármaco solúvel em água, enquanto os fármacos insolúveis em água são incorporados no escudo de colagénio durante o processo de fabrico[74]. Estes escudos de colagénio são considerados como um dos sistemas de transporte favoráveis para a administração de fármacos no olho devido à sua inércia biológica, estabilidade e biocompatibilidade[32].

Lacriserts

Trata-se de dispositivos oftálmicos em forma de bastão que contêm hidroxilmetilcelulose sem conservantes. São principalmente úteis no tratamento de perturbações do olho seco. Trata-se de um dos tipos de dispositivos oftálmicos de libertação sustentada[75].

Implantes

Os insertos oftálmicos são concebidos de forma a proporcionar um fornecimento prolongado e controlado de medicamentos a partir do dispositivo implantado. Atualmente, este sistema de administração requer a administração intraocular de implantes, o que exige uma pequena cirurgia. Existem vários tipos de implantes oculares, como os biodegradáveis e os não biodegradáveis. Em comparação com os implantes biodegradáveis, os implantes não biodegradáveis proporcionam uma libertação mais prolongada e um melhor controlo da libertação do fármaco, mas apresentam algumas desvantagens, como a necessidade de um procedimento cirúrgico para a remoção do dispositivo após a conclusão da libertação do fármaco, ao passo que os implantes biodegradáveis não requerem este procedimento devido à sua natureza biodegradável. Embora se trate de um método invasivo, apresenta algumas vantagens, nomeadamente

•	Passando a barreira ocular do sangue para fornecer níveis terapêuticos constantes de fármaco diretamente ao alvo.

•	Evita os efeitos secundários relacionados com a administração frequente de medicamentos por via sistémica e injecções.

•	É necessária uma menor quantidade de medicamento durante o tratamento[33,34,35].

Um trabalho de investigação sobre a conceção e o desenvolvimento de um dispositivo ocular implantável de administração de fármacos realizado por Lee HJ et al. consiste num micro/nanocanal incorporado entre a parte superior e inferior com o polidimetilsiloxano (PDMS) como reservatório de fármaco, que é um polímero orgânico ou biodegradável à base de silicone. Em seguida, foram efectuados vários processos de simulação com seis configurações diferentes de micro-canais, a fim de verificar a possibilidade de conceber um dispositivo ocular terapeuticamente ativo[36].

Uma avaliação de implantes esclerais biodegradáveis contendo ganciclovir como sistema de administração intraocular controlada efectuada por Kunou N et al. para o tratamento da retinite por citomegalovírus em coelhos. Os implantes foram preparados com poli (DL-lactida) (PLA) ou poli (DL-lactida-co-glicolida) (PLGA) e avaliados em vários estudos. Os resultados sugeriram que a concentração do fármaco era maior na região da retina/coroideia. O implante mostrou biodegradação em duas fases, como tempo de atraso e erosão. Na fase de erosão, o peso do PLGA diminuiu consideravelmente. Os autores concluíram que os implantes biodegradáveis podem ser um dispositivo promissor para a administração intraocular de ganciclovir[37].

Semi-sólido: Pomadas para os olhos

Trata-se de um tipo de preparação semi-sólida que se destina principalmente à aplicação externa. Existem normalmente dois tipos de bases, como as bases simples e as bases compostas. A base simples consiste em lanolina, petrolato branco e géis viscosos formulados com carbopol, PVA, etc. As bases compostas são normalmente do tipo bifásico, produzindo emulsões do tipo óleo em água ou água em óleo. Esta pomada oftálmica aumenta a duração da ação, diminuindo a drenagem devido à sua natureza semi-sólida e proporcionando assim uma ação sustentada. Após a aplicação da pomada no olho, esta decompõe-se em pequenas gotículas que têm a capacidade de permanecer no saco conjuntival durante mais tempo[76]. Embora estas preparações sejam úteis no tratamento eficaz de doenças oculares, também sofrem de algumas das desvantagens que causam uma biodisponibilidade ocular fraca:

1. Pode causar alguns problemas graves nos olhos, nomeadamente a perda de visão.

2. A colocação e remoção de inserções são difíceis.

3. Alguns dos efeitos secundários sistémicos indesejados podem ocorrer devido

à entrada de fármacos da superfície ocular no ducto lacrimal. A drenagem da solução, a lacrimação e a absorção não produtiva pela conjuntiva são as principais razões para a eliminação mais rápida e generalizada do fármaco do fluido lacrimal pré-corneano.

4. O volume normal de solução que o olho consegue reter é de 7-10µl, enquanto o volume administrado topicamente é de 20-50µl, o que pode causar a drenagem da solução administrada topicamente.

Para ultrapassar os inconvenientes da solução oftálmica convencional, foi introduzido um sistema de libertação controlada de fármacos. Neste caso, a libertação de fármacos foi feita de forma sustentada e a concentração efectiva de fármacos permanece na área durante um período de tempo prolongado[77].

Hidrogéis

Ao longo dos anos, os investigadores têm vindo a definir o hidrogel de diferentes formas. O hidrogel é definido como uma rede polimérica inchada pela água e reticulada produzida pela simples reação de um ou mais monómeros.

É também definido como um material polimérico que exibe a sua capacidade de inchar e reter uma fração significativa de água na sua estrutura, mas que não se dissolve na água.

Atualmente, o hidrogel também foi definido como um sistema de dois ou vários componentes constituído por uma rede tridimensional de cadeias de polímeros e água que preenche o espaço entre as macromoléculas[78].

Vantagens:

*	A interferência com a visão, como a visão turva, que é comummente observada em pomadas, é ultrapassada em certa medida pela utilização de hidrogéis.

*	A aplicação do hidrogel é geralmente mais fácil do que a inserção de inserções.

*	A biodisponibilidade dos fármacos aumentou devido à retenção pré-corneana que, por sua vez, conduz a uma diminuição da drenagem nasolacrimal.

*	Diminuição da frequência de dosagem.

*	Concentração de dose reduzida.

*	Melhor adesão dos doentes.

*	Redução do custo de fabrico.

APLICAÇÃO DE HIDROGÉIS:

•   **Cicatrização de feridas -Hidrogéis** para tratar defeitos da cartilagem. Por exemplo, prepara-se o hidrogel de gelatina e álcool polivinílico (PVA) juntamente com coagulantes sanguíneos[38].

•   **Libertação** de fármacos no **trato gastrointestinal -** A libertação de fármacos em locais específicos do TGI foi efectuada utilizando hidrogéis. Neste caso, a administração de fármacos é modificada de tal forma que os fármacos são carregados com hidrogéis específicos para o cólon, que apresentam especificidade tecidular, e a libertação de fármacos a partir deste hidrogel ocorre por alteração do pH ou por acções enzimáticas. Este tipo de sistema de hidrogel degrada-se na presença de flora microbiana e fica muito inchado.

•   **Libertação transdérmica - No** domínio dos pensos para feridas, estes hidrogéis inchados têm sido utilizados como libertação controlada. Estas formulações de hidrogel têm sido utilizadas na iontoforese transdérmica de hormonas e nicotina [39].

•   **Libertação de fármacos proteicos - A** forma de injeção de interleucinas é atualmente administrada sob a forma de hidrogéis, que apresentam uma melhor conformidade na forma de rede polimérica *in situ* e mostram uma libertação lenta de proteínas.

•   **Administração de medicamentos na cavidade oral:** As doenças da boca, como a doença periodontal, a estomatite, as infecções fúngicas e virais, são as doenças mais comuns, pelo que a administração de medicamentos na cavidade oral é um dos trabalhos mais difíceis. O hidrogel mostrou uma melhor eficácia do tratamento na cavidade oral devido à sua adesão a longo prazo[79].

•   **Administração rectal:** Tem sido amplamente utilizada no tratamento de doenças locais do reto, como as hemorróidas. É útil para os fármacos que sofrem metabolismo de primeira passagem, uma vez que são amplamente absorvidos pelas partes inferiores do reto, que passam diretamente para a circulação sistémica.

*   **Administração parentérica:** O hidrogel termo-reversível desempenha um papel importante na administração de medicamentos por via parentérica. A libertação do fármaco ocorre a partir do hidrogel que é injetado ou implantado nos tecidos do corpo[40].

Tipos de hidrogéis:
1.   **Hidrogel pré-formado:** Trata-se de uma solução viscosa simples que não sofre quaisquer alterações após a administração. Não é muito utilizado para a administração de medicamentos oftálmicos. Provocam visão turva e lacrimejamento das pálpebras.

2.   **Hidrogel de formação *in situ*:** Nesta formulação, o hidrogel sofre gelificação após a sua administração no *fundo de saco* ocular, sendo aplicado como solução, soluto/suspensão. É uma das abordagens mais recentes que combina as vantagens tanto da solução como do gel, como a precisão da dose, a facilidade de administração da forma de dosagem e o tempo de residência prolongado, produzindo assim uma libertação sustentada dos fármacos, o que aumenta a biodisponibilidade, diminui a absorção sistémica e reduz a administração repetida, o que, por sua vez, melhora a adesão dos doentes[41].

Um hidrogel ocular *in situ* de cetorolac trometamina foi desenvolvido por Zaki Ret al., em que o quitosano e o carbopol 940 foram utilizados como polímeros na preparação de hidrogéis *in situ*. Em seguida, todas as formulações contendo diferentes concentrações de polímero foram avaliadas em relação a vários parâmetros, como exame visual, medição do pH, estudo reológico, libertação *in vitro*, estudo de estabilidade e estudo *in vivo* no olho inflamado de coelhos. Os resultados revelaram que todas as formulações eram límpidas, sem qualquer turvação e com pH dentro do intervalo aceitável. Os resultados do estudo anti-inflamatório *in vivo* mostraram que a taxa de cicatrização da úlcera no olho inflamado do coelho foi significativamente aumentada pelo gel *in situ*[42].

Um trabalho de investigação realizado por Sagar DP et al. sobre a formulação e avaliação de hidrogel ocular *in situ* contendo gatifloxacina. Neste estudo de investigação, formularam um hidrogel ocular in situ utilizando três polímeros diferentes com mecanismos de gelificação diferentes para administração ocular. Utilizaram o poliox como polímero sensível ao pH e o poloxâmero como polímero sensível à temperatura e o alginato de sódio como polímero sensível aos iões. O HPMC K4M foi adicionado como agente de aumento da viscosidade.

Com este trabalho de investigação, revelaram que o hidrogel *in situ* actua como uma das formas de dosagem de libertação controlada, aumentando o tempo de contacto e, por conseguinte, a biodisponibilidade dos fármacos [43].

O gel ocular mucoadesivo *in situ de* mesilato de pefloxacina foi desenvolvido e avaliado por Preethi GB et al., utilizando alginato de sódio como agente gelificante e hidroxil etilcelulose como agente mucoadesivo. Os géis foram avaliados quanto à capacidade de gelificação, força de bioadesão, propriedade reológica, estudo *ex vivo* e perfil de libertação *in vitro* para formulações optimizadas. Os autores referiram que a formulação desenvolvida tem uma clareza satisfatória, o pH, o teor de fármaco, a capacidade de gelificação, a viscosidade e a bioadesão foram seleccionados para testes de libertação ex *vivo* e *in vitro*. A formulação óptima, capaz de manter a libertação durante 12 horas, foi finalizada para avaliação posterior, como a eficiência antimicrobiana e o teste de irritação. Este estudo revelou que o gel *in situ* desenvolvido é um sistema promissor para a libertação ocular de mesilato de pefloxacina, em comparação com as formulações convencionais normais de colírio [44].

Trata-se de uma das formas de dosagem mais desejáveis, em que o aumento da viscosidade da solução é efectuado através da utilização de polímeros, o que, por sua vez, aumenta a retenção da formulação na superfície da córnea. O princípio subjacente à utilização de polímeros na forma de dosagem ocular depende da sua capacidade de interagir com a camada de mucinco presente na superfície ocular.

Os recentes desenvolvimentos no domínio da ciência e da tecnologia dos polímeros conduziram ao desenvolvimento de vários hidrogéis sensíveis a estímulos, como o pH e a temperatura, que são utilizados para a administração direccionada de fármacos.

Hidrogel sensível a estímulos

Os hidrogéis sensíveis ao ambiente têm a capacidade de responder a alterações no seu ambiente externo. Podem apresentar alterações drásticas no seu comportamento de inchaço, na estrutura da rede, na permeabilidade/força mecânica do fluido circundante/temperatura[80].

Sistema ativado por pH: Carbapol, látex de ftalato de acetato de celulose (CAP), polietilenoglicol (PEG).

Sistema dependente da temperatura: Quitosano, plurónicos, xiloglucanos, hidroxilpropilmetilcelulose (HPMC)

Sistemas activados por iões: Alginato, gelano, ácido hialurónico[45].

Hidrogel ativado por pH: os polímeros sensíveis ao pH contêm grupos ácidos ou básicos que aceitam ou libertam protões em resposta a alterações do pH. A gelificação da solução é desencadeada por uma alteração do pH[81]. A pH 4,4, a formulação é uma solução de fluxo livre que sofre coagulação quando o pH é aumentado pelo fluido lacrimal para pH 7,4. Uma mudança de pH de cerca de 2,8 unidades após a instilação da formulação (pH 4,4) no filme lacrimal leva a uma transformação quase instantânea do látex altamente fluido num gel viscoso[46].

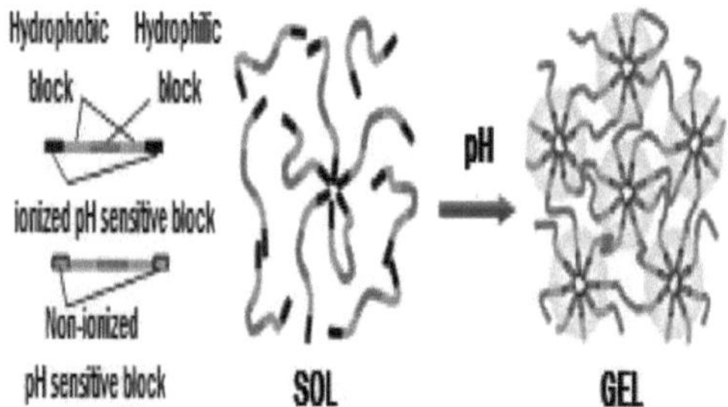

Fig. 7: Mecanismo do sistema de hidrogel ativado por pH

Gupta S et al. prepararam e avaliaram um gel oftálmico *in situ* de um fármaco antiglaucomatoso, o maleato de timolol, com base no pH, utilizando carbopol como agente gelificante em combinação com quitosano, que actua como agente de aumento da viscosidade. As formulações desenvolvidas foram avaliadas em termos de pH, viscosidade, teor de fármaco e capacidade de gelificação. A partir dos resultados, concluiu-se que a formulação com 0,4% p/v de carbopol e 0,5% p/v de quitosano foi selecionada como a melhor formulação com base nos parâmetros de avaliação, uma vez que se encontrava no estado líquido à temperatura ambiente e sofreu uma transição rápida para a fase de gel viscoso a um pH de 7,4. O perfil de libertação do fármaco *in vitro* e os efeitos *in vivo* do sistema gelificante *in situ* formulado foram comparados com os da solução oftálmica de maleato de timolol a 0,25% (Glucomol®). Concluíram que a formulação *in situ* desenvolvida é um método alternativo viável para colírios[47].

Hidrogel dependente da temperatura

Este tipo de hidrogel é uma das classes de hidrogéis mais estudadas pelos investigadores[48]. A utilização de polímeros para a preparação deste tipo de hidrogel depende da sua transição de sol para gel, que é desencadeada pelo aumento da temperatura[82]. É

também designada por hidrogel termicamente induzido[49]. Este tipo de preparação de hidrogel é uma solução à temperatura ambiente (20-25^0 C) e sofre uma transição para gel quando é instilado e entra em contacto com fluidos corporais (35-37^0 C) devido ao aumento da temperatura[50]

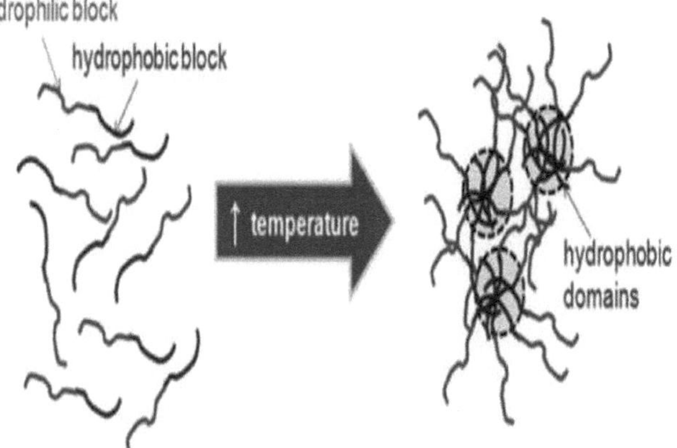

Fig.8: Mecanismo do sistema de hidrogel dependente da temperatura

Diferentes tipos:
1.   Hidrogel termo-sensível negativo
2.   Hidrogel positivamente termo-sensível
3.   Hidrogel termicamente reversível

1. Hidrogel termo-sensível negativo

É um tipo de hidrogel, com uma temperatura de solução crítica inferior (LCST), que incha abaixo da temperatura de solução crítica e contrai após aquecimento acima da LCST. O inchaço do polímero ocorrerá abaixo da LCST, onde o termo de entalpia está relacionado com a ligação de hidrogénio entre o polímero e a água.

2.   Hidrogel sensível à temperatura positiva

É outro tipo de hidrogel e tem uma temperatura de solução crítica superior (UCST), que se contrai quando arrefece abaixo da UCST. A solução de polímeros é um líquido fluido à temperatura ambiente e transforma-se em gel à temperatura corporal[51].

3.   Hidrogel termicamente reversível

Este pode ser preparado com a utilização de polímeros naturalmente disponíveis. Quando a temperatura é reduzida, a maioria dos polímeros em solução aquosa forma um gel[83].

Um trabalho de investigação sobre a conceção e avaliação de um sistema de gelificação *in situ* ativado pela temperatura foi realizado por Malik PHA et al. contendo balofloxacina. Este sistema de gelificação *in situ* ocular foi preparado utilizando pluronic F-127 ou com a combinação de pluronic F-68 e metolose SR pelo método a frio. As formulações *in situ* preparadas foram avaliadas quanto ao aspeto físico, teor de fármaco, temperatura de gelificação e estudo de permeação *in vitro*. Os resultados mostraram que todas as formulações tinham um pH entre 6,8 e 7,4 e um teor de fármaco entre 90,5% e 98,19%. À medida que a concentração de polímero aumenta, verifica-se uma diminuição significativa da temperatura de gelificação com o aumento da viscosidade. A libertação do fármaco diminui com o aumento da concentração do polímero [52].

Sistema ativado por iões

Neste sistema, pela presença de iões, os polímeros sofrem uma transição de fase. A gelificação é activada pela presença de catiões como Ca^{++} , Mg^{++} , Na^+ no fluido lacrimal. A interação iónica entre o polímero e os iões divalentes presentes no fluido lacrimal leva à transição de sol para gel[53,54].

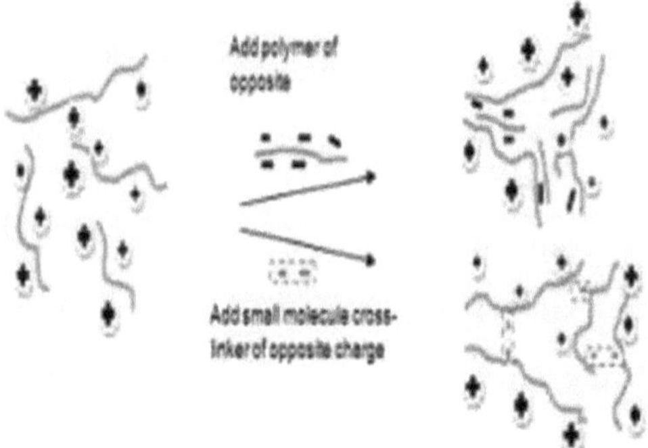

Fig. 9: Mecanismo do sistema de hidrogel ativado por iões

Verma L et al. realizaram um trabalho de investigação sobre a formulação e a avaliação de um gel ocular *in situ* de flubiprofeno. Os géis formulados foram avaliados em termos de capacidade de gelificação, pH, isotonicidade, estudo *in vitro* e *in vivo*. A formulação com 2% de alginato e 0,4% de HPMC foi selecionada como a melhor formulação com base nos parâmetros de avaliação. Esta formulação mostrou um tempo de residência prolongado e uma biodisponibilidade ocular melhorada do flubiprofeno em comparação com o colírio normal de flubiprofeno[55].

Polímeros de interesse:
Pluronic F127 (Polaxamer 407):

Sinónimo: Poli(etilenoglicol)-bloco-poli(propilenoglicol)-bloco-poli(etilenoglicol)

Fórmula molecular: (C3H6O.C2H4O)X

Solubilidade: Solúvel, límpido e incolor.

pH: 5-7,5

Estrutura:

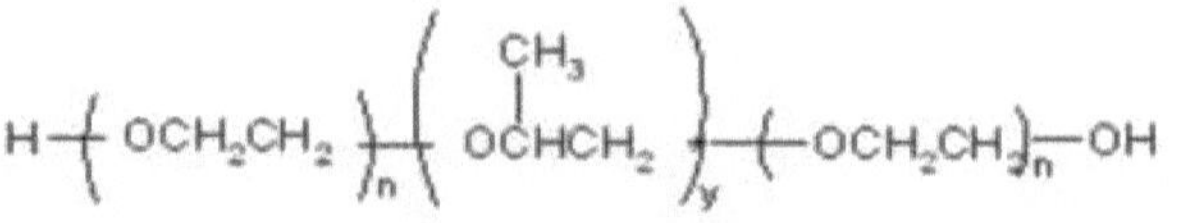

$$H\text{---}\left(OCH_2CH_2\right)_n\left(\begin{array}{c}CH_3\\|\\OCHCH_2\end{array}\right)_y\left(OCH_2CH_2\right)_n\text{---}OH$$

F127 (n = 100, y = 65)

Fig.10: Estrutura do polaxâmero

Utilizações: É utilizado como tensioativo em preparações cosméticas para dissolver substâncias oleosas em água. Atualmente, é também utilizado na administração dérmica e transdérmica com o objetivo de melhorar o tempo de permanência e prolongar a permeação do fármaco. É capaz de produzir depósitos que aumentam o tempo de contacto da formulação[84].

Condições de armazenamento: Armazenar a uma temperatura ambiente inferior a 30 C°

El- Kamel AH desenvolveu um sistema de administração ocular de fármacos baseado em F127, *in vitro* e *in vivo*, contendo maleato de timolol. Foi avaliado o efeito do agente isotónico e da concentração de F127 plurónico nas propriedades reológicas da formulação. Concluíram que a viscosidade da formulação foi aumentada com o aumento da concentração de plurónico F127. Formularam o gel utilizando diferentes agentes espessantes como metilcelulose (MC), HPMC e CMC. O resultado sugeriu que a libertação mais lenta foi obtida a partir da formulação que continha MC. A biodisponibilidade ocular *in vivo* foi mais elevada para a formulação que continha 25% de PF127 em comparação com a da combinação de plurónico e MC[60].

Bhoyar SB et al. desenvolveram um novo sistema de transição de fase termo-reversível com um polímero que aumenta o fluxo para aplicação oftálmica. Neste estudo, o poloxâmero 407 foi utilizado com diferentes polímeros, como o quitosano e o HPMC, que apresentam uma libertação sustentada do fármaco. Na formulação, incluíram PVA para aumentar a libertação do fármaco e prolongar o tempo de permanência. Concluíram que a formulação com 20% de poloxâmero

407, quitosano a 0,2% e PVA a 0,3% apresentou a maior libertação de fármaco. Verificou-se que a viscosidade da solução se encontrava dentro do intervalo aceitável e que

apresentou um comportamento pseudoplástico a 35° C. Finalmente, o poloxâmero com quitosano aumenta a capacidade de gelificação e prolonga o tempo de residência da formulação[61].

2. Quitosano

Sinónimo: 2-Amino-2-desoxi-(1,4)-b-D-glucopiranano; quitina desacetilada; b-1,4 poli-D-glucosamina; poli-D-glucosamina; desacetilquitina; poli-(1,4-b-D-glucopiranosamina).

Denominação química: Poli-b-(1,4)-2-Amino-2-desoxi-D-glucose.

Fórmula estrutural:

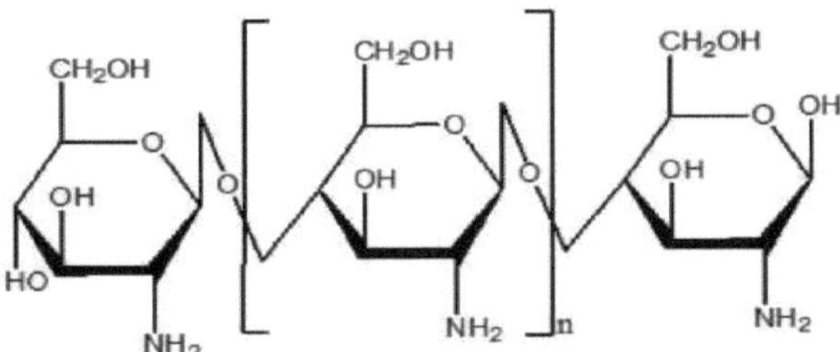

Fig.11: estrutura do quitosano

Temperatura de transição vítrea: 203 C°

Descrição: Trata-se de um pó ou de flocos inodoros, cremosos ou brancos.

Solubilidade: Moderadamente solúvel em água, praticamente não solúvel em etanol e outros solventes orgânicos, e soluções neutras ou alcalinas com pH superior a 6,5. Dissolve-se facilmente em soluções diluídas e concentradas da maioria dos ácidos orgânicos.

Armazenamento e estabilidade: Deve ser armazenado num recipiente bem fechado, num local seco e fresco. O pó de quitosano é estável à temperatura ambiente, embora seja higroscópico após a secagem.

Utilizações: É amplamente utilizado na indústria farmacêutica. O quitosano é utilizado na preparação de cosméticos e está a ser investigado para utilização em várias formas de dosagem farmacêutica. É principalmente utilizado na conceção de sistemas de administração controlada de medicamentos, sendo a sua principal utilização a propriedade mucoadesiva e o aumento da capacidade de gelificação. Também é utilizado na abordagem para melhorar as formas de dosagem de libertação rápida, o sistema de administração de medicamentos no cólon e a terapia genética, etc.[85].

Varshosaz J et al. prepararam uma combinação de quitosano e poloxâmero para uma formulação *in situ* termo-sensível, utilizando ciprofloxacina para o tratamento de doenças oculares. Neste estudo, prepararam o gel utilizando quitosano (0,1-0,3% w/w) e poloxâmero (10-25% w/w) de diferentes pesos moleculares. Foram avaliados vários parâmetros, como a libertação *in vitro*, as propriedades reológicas, a capacidade de gelificação, a força de gelificação e o teor de fármaco. O efeito antimicrobiano foi estudado em meio de ágar nutriente utilizando *Pseudomonas aueroginosa* e *Staphylococcus aureus* por teste de difusão utilizando a técnica de cupplate. A formulação preparada era líquida à temperatura ambiente (pH 4) e transforma-se rapidamente em gel quando instilada no olho (pH 7,4). Concluíram que a formulação de ciprofloxacina desenvolvida era uma alternativa adequada ao colírio, proporcionando uma libertação sustentada do fármaco durante um período de 8 horas[62].

Gratieri T et al. formularam *um* gel ocular *in situ*, utilizando poloxâmero e quitosano. A formulação preparada foi avaliada quanto à textura, à reologia oscilatória e ao perfil mucoadesivo. O tempo de retenção da formulação em humanos foi avaliado por cintigrafia. O resultado mostrou que a quitosana melhora a propriedade mucoadesiva da formulação. Após 10 minutos de instilação no olho, verificou-se que 50-60% do gel está em contacto com a córnea ocular, o que permite concluir que existe um aumento do tempo de permanência da formulação em comparação com o dos colírios convencionais[63].

Venkatesh MP et al. formularam e avaliaram um gel oftálmico *in situ* termo-sensível de pilocarpina à base de quitosano, utilizando quitosano e glicerofosfato de sódio como polímero para a preparação. O gel formulado foi avaliado quanto ao teor de fármaco, isotonicidade, temperatura de gelificação, capacidade de gelificação, viscosidade, estudo de libertação *in vitro* e estabilidade. Utilizaram-se coelhos albinos para a irritação ocular *in vivo*. O gel formulado era uma solução à temperatura ambiente normal e passou a ser um gel claro e translúcido quando instilado no olho devido ao aumento da temperatura. De acordo com os resultados, o gel *in situ* à base de quitosano aumenta o tempo de permanência na córnea e a biodisponibilidade da pilocarpina[64].

Um trabalho de investigação sobre a formulação e a avaliação de um gel ocular *in situ* de mesilato de gemifloxacina foi efectuado por Rajalakshmi R et al. Neste estudo, utilizaram polaxamer como polímero termo-sensível e quitosano como agente mucoadesivo. Os géis formulados foram avaliados em termos de FTIR, pH, força do gel, capacidade de gelificação, teor de fármaco *e* estudo de libertação *in vitro*. O estudo *in vitro* revelou que todas as formulações mostraram uma libertação *in vitro no* intervalo de 70,82-76,43% durante um período de 8 h. O estudo da irritação ocular foi efectuado em coelhos albinos machos utilizando a formulação optimizada. Por fim, revelaram que a utilização da combinação de polaxâmero e quitosano mostrou uma libertação sustentada do mesilato de gamifloxacina[65].

CONCLUSÃO

O hidrogel permite a libertação sustentada do fármaco, proporcionando assim uma melhor biodisponibilidade. O problema associado ao colírio convencional, como a frequência de dosagem e a perda de fármaco por drenagem, pode ser ultrapassado através da utilização da abordagem do hidrogel. Por conseguinte, esta formulação em hidrogel pode ser utilizada como uma alternativa aos colírios oftálmicos convencionais com o objetivo de proporcionar uma terapia prolongada para o tratamento de infecções oculares.

REFERÊNCIAS

1. Bhalerao AV e Singh SS. Sistema de administração de medicamentos oftálmicos gelificantes *in situ* para o glaucoma. Int J Pharm Bio Sci. 2011; 2(2): 7-14.

2. Nikode S, Dixit G e Upadhya K. Gel *in situ*: aplicação e utilização de polímeros. World J Pharm Pharma Sci. 2016; 5(7): 1638-1658.

3. Kant A, Reddy S *et al.,* in situ gelling system- an overview. Pharmacologyonline. 2011; 2: 28-44.

4. Kaur IP, Garg A, Singla AK, Aggarwal D. Vesicular systems inocular drug delivery: an overview. Int J Pharm. 2004; 269: 1-14.

5. El-Kamel AH. Avaliação in *vitro* e *in vivo* do sistema de administração ocular de maleato de timolol baseado em Pluronic F127. Int J Pharm. 2002; 241: 4755.

6. Hoare TR, Kohane DS. Hydrogels in drug delivery: progress and challenges. Polymer 49.2008; 1993-2007.

7. Wang N, Yang Q, Tan Y *et al.,* Bacterial spectrum and antibiotic resistance patterns of ocular infection: differences between external and intraocular diseases. J Ophthamol. 2015; 1-7.

8. Singh PK, Verma SP. Novo sistema polimérico de formação de gel *in situ* para administração de medicamentos oftálmicos. Int J Drug Deliver Tech. 2014; 4(1):1-13.

9. Jaswal P, Sharma RB e Agarwal S. Tendências recentes no sistema de administração ocular de medicamentos. Int J Pharm Sci Rev Res. 2016; 38(2):119-124.

10. Malhotra M e Majumdar DK. Permeação através da córnea. Indian J Exp Biol. 2001; 39: 11-24.

11. Ahmed I e Patron TF. Importância da via de absorção não-corneal na administração de medicamentos oftálmicos topicol. 1985; 26: 584-587.

12.		Bhaskaran S, Lakshmi PK e Harish CG. Administração tópica de medicamentos oculares - Uma revisão. Indian J Pharm Sci. 2005; 67(4): 404-408.

13.		DhanapalR e Ratna VJ. Sistema de administração ocular de medicamentos - uma revisão. Int J Innovative Drg Discovery. 2012; 1(2): 4-15.

14.		Sharma UK, Verma A *et al.,* Ocular drug delivery: assorted obstructions and contemporary progresses. Int J Res and Develop Pharma Life Sci. 2013; 2: 468-473.

15.		Penttila E, Smirnov G *et al.,* Endoscopic dacryocystorhinostomy as treatment for lowerlacrimal pathway obstructions in adults: Artigo de revisão. Allergy Rhinol. 2015; 6: 12-19.

16.		Prabha JL. Tear secretion-A short review. J Pharm Sci Res. 2014; 6(3): 155-157.

17.		Derek W. DelMonte e Kim T. Anatomia e fisiologia da córnea. J Cataract Refract Surg. 2011; 37: 588-598.

18.		Rathore KS e Nema RK. An insight into ophthalmic drug delivery system. Int J Pharma Sci Drg Res. 2009; 1(1): 1-5.

19.		Paswan SK et al., Revisão - Técnica avançada no sistema de administração de medicamentos oculares. World J Pharm Pharma Sci. 2015; 5(4): 346-365.

20.		Kuno N e Fujii S. Recent advances in ocular drug delivery systems. Polymers. 2011; 3: 193-221.

21.		Chen MS *et al.,* Revisão - Barreiras hemato-oculares. Tzu Chi Med J. 2008; 20: 25-34.

22.		Amir A *et al.,* Conjunctivitis- a systematic review of diagnosis and treatment. Cli Review Edu . 2013; 310: 1721-1729.

23.		Mashige KP. Uma revisão do tratamento da alergia ocular. Alergia atual e imunologia clínica. Int J Pharma. 2015; 28: 275-281.

24.		Mallika PS *et al.,* Neonatal conjunctivitis - a review. Médico de família da Malásia. 2008; 3: 1-6.

25. Singh P *et al.*, Ocular chemical injuries and their management. Oman J Ophthalmol. 2013; 6: 83-86.

26. Patil S, Kadam A *et al.*, Formulação e avaliação *in situ* para a administração ocular de fármacos anticonjuntivais. Cellulose Chem Technol. 2015; 49(1): 35-40.

27. Singh P. Ocular drug delivery: The challenges, current status and advancements. Critical Pharma Sci. 2013; 2(1): 21-24.

28. Pathak S e Chopra H. Tendências actuais para a administração de medicamentos oftálmicos: uma revisão. Int J Pharm Bio Sci. 2014; 4(2): 162-173.

29. Rajput G, Sharma S et al., Revisão sobre inserções oftálmicas. Int J Pharm Professional Res. 2013; 4(3): 912-920.

30. Franca RJ, Foureaux G et al., Bimatoprost-loaded ocular inserts as sustained release drug delivery for glaucoma treatment: *in vitro* and *in vivo* evaluation. Int J Pharm. 2014; 9(4): 1-11.

31. Chethana SR, Ahmed MG. Lente de contacto de hidrogel para entrega prolongada de um antibiótico em combinação com fármaco anti-inflamatório para aplicação oftálmica. Asian J Biom Pharm Sci. 2015; 5(46):16-21.

32. Willoughby CE, Batterbury M e Kaye SB. Collagen corneal shields. Surv Ophthamol. 2002; 47(2): 174-182.

33. Patil PB, Shastri DH et al., Ophthalmic drug delivery system: challenges and approaches. Sys pharm. 2010; 1(2): 113-120.

34. Silva GRD, Fiialho SLF et al., implantes como dispositivo de liberação de fármacos para o tratamento de doenças oculares. Braz J Pharma Sci. 2010; 46: 585-595.

35. Reshu S e Laxmi G. Tendências recentes na administração de

medicamentos oftálmicos. Int Res J Pharm. 2013; 4(7): 31-355.

36.		Lee HJ, Pidaparti RM et al., conceção de um dispositivo implantável para administração ocular de medicamentos. 2012; 1-8.

37.		Kunou N, Ogura Y et al., Controlled intraocular delivery of ganciclovir with use of biodegradable scleral implant in rabbits. J Controlled Release.2013; 37(1): 143-150.

38.		Fan L, Yang H et al., preparação e caraterização de hidrogel de quitosano/gelatina/PVA para pensos de feridas. Polímeros de hidratos de carbono. 2016; 146: 427-434.

39.		Prausnitz MR, Langer R. transdermal drug delivery. Nat Biotechnol. 2008; 26(11): 1261-1268.

40.		Gambhire S, Bhalerao K, Singh S. Hidrogel *in situ*: diferentes abordagens para a administração de medicamentos oculares. Int J Pharm Sci. 2013; 2(5):21-36.

41.		Gupta S, Rajesh KS. Sistemas oftálmicos de administração de medicamentos com ênfase nos hidrogéis *in situ*. Pharmgene. 2012; 2(1):80-87.

42.		Zaki R, Hosny KM, Khames A, Elbary AA. Preparação, caraterização e avaliação *in vivo* do hidrogel ocular *in situ de* cetorolac trometamina. Int J Drug Deliver. 2011; (3): 535-545.

43		. Sagar DP, Ravi GP, Gadhave MV, Jadhav SL, Gaikvad DD. Hidrogel de gatifloxacina HCl de libertação controlada *in situ* para administração oftálmica de medicamentos. Int Res J Pharm. 2012; 3(6):86-89

44		. Preethi GB, Narendra E. Formulação e avaliação de hidrogel oftálmico mucoadesivo in situ para entrega sustentada de mesilato de pefloxacina. Int J Pharm Sci. 2015;8(7)345-350

45		Nagalakshmi S, Anbarasan B *et al.,* An overview - stimuli sensitive hydrogels in ocular drug delivery system. J. Pharm. Sci Res. 2015; 7(10):818-822.

46   Saini R, Saini S, Singh G, Banerjee A. géis in situ - uma nova tendência nos sistemas de administração de medicamentos oftálmicos. Int J Pharm Sci Res. 2015; 6:886-890.

47   . Gupta S, Vyas SP. Sistema de gelificação *in situ* com base em Carbopol/Chitosan ativado pelo pH para administração ocular de maleato de Timolol. Sci Pharm. 2010; 78:959976.

48   Schuetz BY, Gurny R, Jordan O. Um novo hidrogel termoresponsivo à base de quitosano. European J Pharma Biopharm. 2008; 68:19-25.

49   Jeong B, Kim WS, Bae HY. Hidrogéis reversíveis sol-gel termossensíveis. Adv Drg Deliv Rev. 2002; 54:37-51.

50   Bassi B, Gill NS, Sharma C. Uma revisão sobre géis oculares *in-situ* como entrega inteligente de medicamentos. Int J Recent Adv Pharma Res.2015; 5(3):192-200.

51   Rajas NZ, Kavitha K, Gounder T, Mani T. Géis oftálmicos *in-situ*: uma tendência em desenvolvimento. Int J Pharma Sci Rev Res. 2011; 7(1):8-14.

52   Malik PHA, Satyananda S e Latheeshjlal. Conceção e avaliação do sistema de gelificação *in situ* para a administração ocular de Baloflaxacin. Int J Pharm Pharma Res. 2015; 3(1): 25-34.

53   Singh G, Lohani A, Bhattacharya SS. Hydrogel como um novo sistema de entrega de medicamentos: uma revisão. J Fundam Pharm Res. 2014; 2(1):35-48.

54   Rajoria G, Gupta A. Sistema de gelificação *in-situ*: Uma nova abordagem para a administração ocular de medicamentos. Am J Pharm Tech Res. 2012; 2(4):24-53.

55   Verma L, Sakir M *et al.,* Development of phase change solutions for ophthalmic drug delivery based on ion activated and pH induced polymers. Int J Pharma Professional's Res. 2010; 1(2): 127-134.

56   Patel AH, Dave RM. Formulação e avaliação de gel oftálmico de

libertação sustentada *in situ* de sulfato de neomicina. Bull Pharm Res. 2015; 5(1):1- 5.

57   Okabe K, Kimura H, Okabe J, Kato A, Kunou N, *et al.,* Intraocular tissue distribution of betamethasone after intrascleral administration using a non-biodegradable sustained drug delivery device. Invest Ophth Vis Sci. 2003 ;(44):2702-2707.

58   Shafie MAA, Fayek MHH. Formulação e avaliação de nanopartículas carregadas com fosfato de sódio de betametasona para administração oftálmica. J Clin Exp Ophthalmol. 2013; 2(4):1-11.

59   Prabhu P, Dubey A, Ghate V. Investigação de membranas de hidrogel contendo uma combinação de gentamicina e dexametasona para administração ocular. Int J Pharm Investig.2015; 5(4):214-225.

60   El-Kamel AH. Avaliação in *vitro* e *in vivo* do sistema de entrega ocular baseado em Pluronic F127 para maleato de timolol. Int J Pharma. 2002; 241: 47-55.

61   Bhoyar B, Agnihotri VV e Bodhankar M. Um sistema de transição de fase noval termorreversível com intensificadores de fluxo para aplicação oftálmica. Int J Pharm Pharma Sci. 2011; 3(4): 367-370.

62   Varshosaz J, Tabbakhian M e Salmani Z. Conceção de um gel termossensível de quitosano/poloxâmero *in situ* para administração ocular de ciprofloxacina. The Open Drg Delv J. 2008; 2: 61-70.

63   Gratieri T, Gelfuso GM *et al.,* European J Pharma Bio. 2010; 75: 186193.

64   . Venkatesh MP, Kamalesh LP e Kumar PTM. Desenvolvimento e avaliação de géis *in situ* termossensíveis à base de quitosana de pilocarpina. Int J Pharm Pharm Sci. 2012; 5(1): 164-169.

65   . Rajalakshmi R, Padmaja C *et al.,* Desenvolvimento e avaliação de géis *in situ* termossensíveis à base de quitosana de pilocarpina. Int Res J

Pharm.2013; 4(10): 33-38.

66   Espectroscopia FT-IR - Reflectância Total Atenuada (ATR) [Internet].

[Citado em 2015Fev 23]. Disponível em:

www.utsc.utoronto.ca/~traceslab/ATR_FTIR.pdf.

67   Farmacopeia Indiana. Soluções tampão. 6.ª ed. Ghaziabad: Comissão da Farmacopeia Indiana. 2014; 1: 757- 61.

68   Priya S, Rathnanand M *et al.*, Preparação e avaliação do adesivo mucoadesivo bucal de fosfato de sódio de betametasona para o tratamento da fibrose da submucosa oral. J Chem Pharm Res. 2011; 3(6): 5665.

69   Nagalakshmi S, Anbarasan B et al., An overview - stimuli sensitive hydrogels in ocular drug delivery system. J. Pharm. Sci Res. 2015; 7(10):818-822.

70   Saini R, Saini S, Singh G, Banerjee A. géis *in situ* - uma nova tendência nos sistemas de administração de medicamentos oftálmicos. Int J Pharm Sci Res. 2015; 6:886-890.

71   Agarwal KL, Mehta N *et al., In situ* gel formation for ocular drug delivery system an overview. Asian J Bio Pharma Sci. 2011; 1(4): 1-7

72   . Gautam S, Mahaveer S. Revisão: Modelos de caraterização da libertação de fármacos *in-vitro*. Int J Pharm Stud Res 2011; 2(1): 77-84

73   Vodithala S, Khatry S et al., desenvolvimento e avaliação de géis oculares termoreversíveis de cetorolac tromethamine. Int j Bio Pharm. 2010; 1(1):39-45.

74   . Puranik KM, Tagalpallewar AA. Gel *in situ de* voriconazol para administração ocular de medicamentos. SOJ Pharm Pharma Sci. 2012; 1-10

75   Gadad AP, Wadldar PD et al., Gel termossensível *in situ* para administração ocular de lomefloxacina. Int J Edu Res. 2016; 50(2): 98-105.

76   Doijad RC, Manvi FV, Malleswara Rao VSN, Prajakta, Alsae.

Entrega oftálmica sustentada de gatifloxacina a partir de um sistema de gelificação *in situ*. Indian J Pharm Sci. 2006; 68:814-8.

77   . Anuradha TS, Prakasham K e Geethalakshmi A. Formulação e avaliação de gel *in situ* ativado com aciclovir utilizando alginato de sódio/ HPMC E50 LV e gelrite. Int J Pharma Chem Sci. 2013; 2(1): 342-349.

78   Allah AK *et al.*, Preparação e avaliação do cloranfenicol como gel ocular termossensível *in situ*. Iraqi J Pharm Sci. 2012; 21(2): 98-105.

79   . Kunzi-rapp K, Genze F *et al.*, Chorioallantoic membrane assay: vascularized 3 dimensional cell culture system for human prostate cancer cell as an animal substitute model. J Urology. 2001; 166:1502-1507.

80   Abdullah AT, Ibrahim JN, Warsi MH. Nanopartículas de sulfato de condroitina-quitosano para administração ocular de bromfenac sódico: Melhoria da permeação, retenção e penetração. Int J Pharma Investig. 2016; 6(2): 96-105.

81   Gupta H, Aqil M *et al.*, Desenvolvimento e caraterização do maleato de 99mTc-timolol para avaliar a eficácia do sistema de administração ocular de fármacos *in situ*. Pharm Sci Tech. 2009; 10: 542-546.

82   Deshmukh RG, Kumar HK, Reddy SVP *et al.*, Evaluation of eye irritation potential of aqueous leaf extract of Achyranthesaspera by *in vitro* and *in vivo* method. Int Sch Res Net Toxicol. 2012; 1-5.

83   Parthiban GK, Manivannan R, Kumar BS, Ahasan MB. Formulação e avaliação do gel ocular de cetorolac ativado por pH In-situ. Int J Drug Dev Res. 2010; 2(2):379-387.

84   Venkatesh MP, Kamlesh LP, Kumar TMP. Desenvolvimento e avaliação de géis *in situ* termossensíveis à base de quitosana de pilocarpina.Int J Pharm Sci.2013; 5(1):164-169

85   . Vyshnavi V, Indira S, Srinivas P. Formulação e avaliação de géis niosomais nasais *in situ* de Loratadine. Int J Pharm Sci Drug Res. 2015; 7(1): 13-21.

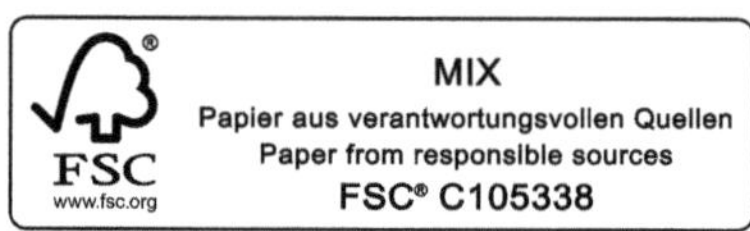

Printed by Books on Demand GmbH, Norderstedt / Germany